DU

SIÉGE DE LA COQUELUCHE

ET

DE SON TRAITEMENT

PAR

Émile LELU,

Docteur en médecine de la Faculté de Paris,
Pharmacien de 1ʳᵉ classe ; ex-interne des hôpitaux de Paris.

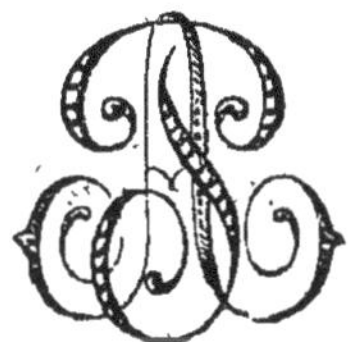

PARIS

IMPRIMERIE DE A. PARENT

IMPRIMEUR DE LA FACULTÉ DE MÉDECINE
31, rue Monsieur-le-Prince, 31.

—

1874

DU

SIÉGE DE LA COQUELUCHE

ET

DE SON TRAITEMENT

PAR

Émile LELU,

Docteur en médecine de la Faculté de Paris,
Pharmacien de 1ʳᵉ classe ; ex-interne des hôpitaux de Paris.

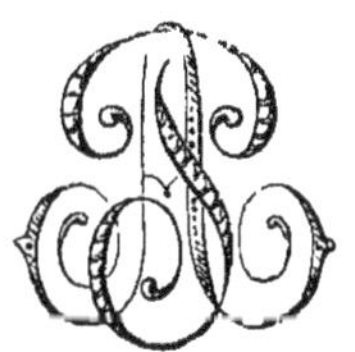

PARIS

IMPRIMERIE DE A. PARENT

IMPRIMEUR DE LA FACULTÉ DE MÉDECINE
31, rue Monsieur-le-Prince, 31.

—

1874

A MES PARENTS

Amitié, Reconnaissance.

A MES AMIS

A M. LE Dr MILLARD,

Mon Maître dans les hôpitaux.

Reconnaissance

AVANT-PROPOS.

Les nombreux travaux publiés sur la coqueluche, principalement depuis le xviiie siècle, ne
laissent aucun doute sur les symptômes et la
marche de la maladie. Tous les hommes émi-
nents qui se sont occupés de cette affection sont
d'accord sur ce point, à savoir que : la coqueluche est une maladie épidémique, contagieuse,
spécifique, atteignant plus spécialement les enfants que les adultes, caractérisée par une toux
spéciale, qui consiste en une suite d'expirations
au milieu desquelles se fait une inspiration sif-
flante, pathognomonique. Quant au siége de la
maladie, les opinions les plus diverses ont été
émises. Tous nos efforts ont eu pour but d'éluci-
der cette question, d'en déduire un traitement
rationnel et d'attirer sur ce point l'attention des
observateurs.

DU

SIÉGE DE LA COQUELUCHE

ET

DE SON TRAITEMENT.

———

Tous les médecins qui se sont occupés de la coqueluche sont en désaccord ; tous ont une opinion différente. Les uns ne voient, dans la coqueluche, que des accidents pulmonaires et n'ont recherché, à l'autopsie, que les lésions du poumon. Ils ont mis, sur le compte de cette affection, des altérations qui ne sont, en définitive, que le résultat des complications survenues dans le cours de la maladie, telles que bronchite, pneumonie, pleurésie, tuberculose, emphysème pulmonaire. D'autres n'ont vu dans la coqueluche que des accidents nerveux, et se sont surtout attachés à mettre la maladie sous la dépendance d'une lésion nerveuse. De là ces recherches qui ont été dirigées sur les nerfs thoraciques et principalement sur les pneumogastriques. D'après ces auteurs, ces nerfs sont enflammés ; le névrilème du nerf vague est infiltré, gonflé ; les ganglions bronchiques sont augmentés de volume et peuven't exercer ainsi une compression sur le nerf. Breschet dit avoir trouvé ces lésions deux fois, et le Dr Killian quinze fois. De nombreuses recherches ont été faites à ce sujet et ont démontré que cette altération était en réalité fort rare. Personne, en effet, en France, si l'on excepte Breschet, ne l'a rencontrée. Du reste, il est bien probable que cette rougeur du nerf vague n'était qu'une lésion cadavérique, c'est-à-dire une rougeur par imbibition. On a aussi signalé l'hyperémie de la moelle allongée et de ses membranes ; mais cette altération n'a pas plus de valeur, au point de vue de la localisation, que celles indiquées plus haut. Bien plus, quand même elles se rencontreraient, chose du reste fort peu commune, puisqu'on en cite seulement quatre cas (Breschet), comment peut-on arriver à conclure que ces lésions, qui sont si minimes, ont pu déterminer des accidents susceptibles de produire la mort sans que l'autopsie signale des désordres plus graves?

Dans ces dernières années, l'attention de quelques observateurs a été attirée vers un autre point ; ils n'ont plus cherché à localiser l'affection dans le poumon, puisqu'on ne trouvait rien ni à la percussion, ni à l'auscultation (je parle, on le pense bien, de la coqueluche sans complications). C'est ainsi que les travaux successifs de Beau, (*Archives de médecine*, octobre 1840, page 123) ; de Gendrin (*Gazette médicale*, décembre 1850), page 575) ; de Joubert, de Chinon (*Recueil des travaux de la Société médicale d'Indre-et-Loire*, 1er semestre, 1851), et enfin, du Dr Wannebrouy (Thèse inaugurale, 1859), les ont amenés à croire que toute la phlegmasie résidait dans le larynx, et que c'était là qu'il fallait rechercher les lésions cadavériques. Tel est également notre avis, et nous allons chercher à le prouver : 1° par l'examen nécroscopique ; 2° par le raisonnement, en examinant les faits physiologiques.

Née sous l'influence épidémique, a dit Gendrin (*Gazette*), l'inflammation s'étend d'abord du nez jusque dans les alvéoles pulmonaires, et, plus tard, se restreint à la muqueuse du larynx et du pharynx.

Malheureusement, cet éminent médecin s'est borné à émettre cette idée sans l'appuyer sur aucun fait d'observation. Beau ne s'est pas contenté de l'idée ; il s'est efforcé de la rattacher à un fait réel, susceptible d'être défendu par des preuves nécroscopiques, et ses efforts ont été couronnés de succès.

Dans trois autopsies qu'il eut occasion de faire à l'hôpital Cochin, dans son service de nourrices, il put constater des lésions qu'on ne pouvait rattacher qu'à la coqueluche. Voici le résumé de ces trois observations, qui furent faites sur des enfants de 2 à 3 mois : « Rougeur manifeste de la membrane muqueuse qui, du pharynx, se porte sur les cartilages aryténoïdes, les ligaments aryténo-épiglottiques et l'épiglotte, les contourne, et va, de là, sur les cordes vocales. Toute cette partie de la muqueuse qui constitue cette espèce d'entonnoir placé entre l'orifice supérieur du larynx et la fente glottique présente une congestion notable. Cette congestion s'étend même, dans un cas, assez loin dans le pharynx, tout autour de l'orifice pharyngien. La rougeur phlegmasique est d'autant plus facile à constater qu'elle est mise en relief par la pâleur que l'on observe dans les autres points de la membrane muqueuse du larynx et du pharynx. La coqueluche, chez ces trois enfants, datait de quinze jours, et ils avaient succombé à des convulsions, « complications fréquentes chez les enfants de cet âge. « (Beau, *Archives générales de médecine*, septembre 1856.)

A quelque temps de là, M. Parot, ancien interne de Beau, et alors interne à l'hôpital des Enfants, a publié deux observations qui confirment ce que nous venons de dire.

Je reproduis, dans leur entier, ces deux observations :

Obs. 1re. Une petite fille de 26 mois entre à l'hôpital le 4 janvier 1856 ; c'est une enfant délicate, d'une mauvaise santé, toussant habituellement. Depuis six semaines, elle a la coqueluche, les quintes sont nombreuses et de longue durée. Depuis son entrée à l'hôpital jusqu'au 25 janvier, époque de sa mort, la maladie suit une marche croissante, progressive ; fièvre dans les derniers jours, symptômes asphyxiques, mort.

L'autopsie est faite vingt-quatre heures après la mort. La muqueuse de la paroi antérieure du larynx, comprise entre la base de la langue et une ligne horizontale qui passerait par le bord inférieur du muscle aryténoïdien, est d'un rouge très-foncé ; immédiatement au-dessous, elle a une coloration normale. La muqueuse du larynx, celle de la trachée et des bronches est également le siége d'une injection très-marquée,

surtout au niveau des replis aryténo-épiglottiques et des ventricules. Les deux poumons présentent des noyaux hépatisés; à
droite, tubercules ramollis.

Obs. 2. V. B. âgée de 8 ans, est entrée le 8 janvier dans la
salle Sainte-Catherine. Elle tousse depuis un mois; depuis quatre jours, elle a la fièvre. Coqueluche bien caractérisée; quintes
fréquentes et de longue durée ; dyspnée ; vomissements provo-
qués par la toux; crachats de muco-pus nageant dans une
quantité considérable de pituite. .
La poitrine est sonore dans toute son étendue; bronchite généralisée. Elle succombe le 20 janvier. L'autopsie, pratiquée
vingt-quatre heures après, donne les indications suivantes :
Rougeur violacée de la muqueuse qui tapisse la base de la langue, l'épiglotte, les replis aryténo-épiglottiques, la partie supérieure du larynx, les cavités ventriculaires. L'injection est
surtout marquée dans ce dernier point et sur l'épiglotte. Immédiatement au-dessous de la glotte, la muqueuse des voies
aériennes est d'une pâleur qui contraste, d'une manière tran-
chée, avec la coloration de celle qui tapisse les parties supérieures.

Comme on le voit, dans les deux cas on a
constaté une inflammation occupant le pharynx,
autour de l'orifice laryngien et toute la partie
sus-glottique du larynx. Toutefois, dans les deux,
on trouve une des complications fréquentes de la
coqueluche, c'est-à-dire une bronchite généralisée avec noyaux d'hépatisation dans les deux
poumons.

M. Wannebroug, dans sa thèse inaugurale
(de la Coqueluche et particulièrement du siége et
de la nature de cette affection, 1857, tome XII),
cite quatre autopsies qu'il a eu l'occasion de faire
à l'hôpital des enfants. Dans ces quatre cas, il a

pu vérifier les faits énoncés par Beau et par M. Parrot.

Nous n'avons pas été aussi heureux que nos devanciers, mais, une fois, nous avons pu constater également, *de visu*, les lésions indiquées plus haut. Il s'agit d'un enfant de 3 ans entré dans le service de M. le Dr Roger, à l'hôpital des Enfants. Ce petit malade n'avait jamais été d'une bonne santé; né de parents malheureux, il avait été élevé dans des conditions hygiéniques déplorables. Quand il entra à l'hôpital, il était très-amaigri et dans un état de faiblesse extrême; de plus, il avait une coqueluche des mieux caractérisées; quintes longues et fréquentes (trente à trente-cinq dans les vingt-quatre heures), dyspnée, vomissements, expuition muco-purulente. La poitrine est sonore dans toute la hauteur; fièvre hectique; mort cinq jours après son admission.

Nous fîmes l'autopsie vingt-quatre heures après la mort : toute la muqueuse pharyngienne était fortement injectée; l'épiglotte était rouge et tuméfiée. La muqueuse laryngienne offrait une rougeur érythémateuse ainsi que la glotte; les cordes vocales inférieures étaient tuméfiées, et, en les écartant, nous constations du pus; les deux ventricules du larynx, eux aussi, étaient extrêmement rouges et semblaient également laisser suinter du pus.

Dans les poumons, tubercules.

M. Wannebroug signale également, dans sa

thèse inaugurale [(*loc. cit.*), la présence du pus entre les cordes vocales inférieures et l'inflammation des ventricules du larynx.

Tel est, en résumé, ce que l'on sait aujourd'hui sur l'anatomie pathologique de la coqueluche. Quoique ces données soient bien insuffisantes, elles sont, je crois, encore assez importantes pour aider à localiser, ailleurs que dans le poumon ou dans l'estomac, les lésions inhérentes à la coqueluche seule.

A côté de ces résultats donnés par l'examen nécroscopique, nous avons pensé qu'il ne serait peut-être pas inutile de mettre sous les yeux du lecteur les diverses opinions émises à ce sujet, quelque disparates qu'elles puissent être. On suivra ainsi les différentes voies par lesquelles l'esprit a dû passer avant d'arriver à énoncer quelque chose de raisonnable.

Nous emprunterons à Blache l'énumération de ces opinions (*Archives générales de médecine*, 1833), sans toutefois essayer de les réfuter et surtout de les discuter.

Voici ce que disent certains auteurs pour expliquer les phénomènes de la coqueluche :

Rosen de Rosenstein (*Traité des maladies des enfants*, traduit par Lefèbvre de Willebrune) attribue la coqueluche à une irritation des nerfs de la poitrine et de l'estomac, produite par des insectes ou tout autre principe morbifique, qui s'insinue en partie dans la poitrine par la respi-

ration et en partie dans l'estomac par la diges-
tion.

Sydenham (*Médecine pratique*, traduite par
Jault) admet des vapeurs subites et brûlantes qui
se portent sur les poumons et donnent lieu à cette
maladie.

Maltzer (*Traité de la coqueluche*. Leipzig) pense
que l'essence de la coqueluche est une cacochy-
mie pituiteuse.

Suivant Bœhme (*Méthode curative des maladies
les plus importantes*. Leipzig), c'est un miasme
qui se porte principalement dans les interstices
celluleux des nerfs.

Stoll (*ratio medendi, vindeb*, tome II) suppose
que les saburres de l'estomac agitent le poumon
par une toux convulsive, et regarde la maladie
comme une des espèces de toux stomacale.

Danz (*Essai sur l'histoire générale de la coqueluche*, 1791) ne s'explique pas sur la nature de la
coqueluche.

Chambon (*Maladies des enfants*. Paris) regarde
la coqueluche comme un véritable catarrhe de
l'estomac.

Suivant Padalme (de la coqueluche, 1815),
elle dépend d'une irritabilité du poumon et des
organes qui lui sont le plus étroitement unis,
l'estomac et surtout le diaphragme.

Lœbel et Brera, 1811, la regardent comme
une maladie nerveuse.

Gardien (*Dictionnaire des Sciences médicales*, arti-
cle coqueluche), la coqueluche est une maladie

spasmodique dont l'essence parait consister dans une affection de la glotte ou du diaphragme.

Walt (de l'*Histoire de la nature et du traitement de la coqueluche*, 1812) admet l'identité de la bronchite et de la coqueluche.

Pinel, tout en plaçant la coqueluche parmi les névroses pulmonaires, pense que l'irritation des poumons n'est que secondaire ou sympathique et que le principe primitif est dans l'estomac.

Suivant Laënnec, qui l'appelle catharre convulsif, c'est une simple variété du catharre pulmonaire qu'il place entre le catharre muqueux et la phlegmorrhagie.

D'après Broussais, la coqueluche consiste dans une bronchite avec une vive sensibilité de la muqueuse enflammée (mai 1824, *Annales de la médecine physiologique*).

Guersant et Rostan pensent que c'est une phlegmasie spécifique de la membrane muqueuse des dernières ramifications bronchiques avec lésion de l'innervation dans l'appareil pulmonaire.

Duguès (*Dictionnaire de médecine et de chirurgie pratiques*) admet que ce n'est qu'une variété du catharre pulmonaire dont les accès sont dus, non pas à un état de spasme qui aurait son siége dans le larynx et dans la trachée, mais à la présence et à la formation continuelle de mucosités visqueuses dans les voies aériennes.

Suivant Blaud, la coqueluche n'est, dans sa nature intime, que le résultat d'une sécrétion morbide de la muqueuse bronchique; sécrétion spécifique sans analogue, saturée d'hydrochlorate de soude, dont l'action irritante fait éprouver le picotement vif qui détermine les quintes.

Blache combat toutes ces opinions et dit qu'il est inutile de les discuter; suivant lui, la coqueluche n'est pas plus une bronchite simple qu'une bronchite spécifique, c'est une névrose. Quel est le siége de cette névrose, c'est ce qu'il ne nous dit pas.

Dans ces derniers temps, Trousseau en a fait une maladie mixte. Pour cet éminent médecin, la coqueluche est une névrose et un catharre tout à la fois. « En réalité, dit-il, c'est l'un et l'autre, car l'élément névrose et l'élément catarrhe se retrouvent toujours. » (Leçons cliniques.)

Et plus loin : « Pour moi, comme pour un grand nombre de médecins, et en particulier pour mon collégue M. G. Sée qui en a fait l'objet d'un remarquable travail, la coqueluche est une maladie d'une espèce à part : c'est un catharre pulmonaire spécifique. Je dis que c'est un catharre parce que, en effet, ainsi que je vous le disais il y a un instant, l'élément catarrhal existe invariablement; c'est donc un caractère qui doit servir à désigner le genre de la maladie. L'élément nerveux qui s'y ajoute, les phénomènes nerveux qui l'accompagnent et qui appartiennent exclusivement à la coqueluche.

lui impriment son cachet de spécificité.» (Trousseau, *loc. cit.*)

Telle est la coqueluche pour Trousseau : comme on le voit, il se borne à constater des faits, c'est-à-dire du catarrhe, des accidents nerveux. En disant que c'est une maladie spécifique, il n'explique rien ; la spécificité ne pouvant pas désigner le siége d'une affection.

En 1850, Gendrin (*Gazette des Hôpitaux*, page 554) dit que c'est surtout pendant la deuxième période de la maladie qu'il faut l'étudier ; que c'est cette phase de la coqueluche, c'est-à-dire la période d'état qui doit donner la caractéristique de l'affection qui nous occupe : « Dans cette phase où l'on ne trouve souvent plus rien du côté des bronches, plus de coryza, on remarque cependant que le paroxysme est annoncé par un titillement vers l'isthme du pharynx, accompagné de spasmes comparables à ceux qu'éprouvent les individus qui ont avalé de travers ; qu'à la suite d'inspirations rapides et successives avec sifflement, il arrive une inspiration saccadée avec rejet de mucus jaunâtre semblable à celui des muqueuses enflammées.

« On doit en conclure que pendant tout le cours de la maladie, il existe une phlogose dans les cryptes de la partie supérieure du tube aérifère. C'est à la glotte, à l'épiglotte et à l'isthme du pharynx que s'accumule cette quantité insolite de mucus ; les inspirations tendent à le précipiter dans la glotte et il est ainsi la cause productrice des constrictions spasmodiques des lèvres de cet organe et des paroxysmes de la coqueluche. » (Gendrin, *loc. cit.*)

C'est ainsi que s'exprime Gendrin; c'est aussi ce qu'admet Barrier (*Traité pratique des maladies de l'enfance*, 1861).

Comme on le voit, depuis une vingtaine d'années, l'opinion des médecins tend à se rapprocher de cette idée que *la coqueluche est une affection spécifique, épidémique, ayant pour siége l'extrémité supérieure du larynx, c'est-à-dire la partie située au-dessus de la fente glottique ; que les accidents nerveux que l'on observe sont complètement sous la dépendance de l'inflammation et seulement consécutifs.* Telle est l'opinion que nous soutenons. Pour nous, de même que pour Beau, Gendrin, Wannebroug, Barrier, la coqueluche est une inflammation de la muqueuse de l'extrémité supérieure des voies respiratoires; inflammation particulière qui se localise dans le larynx après avoir commencé le plus souvent par les muqueuses environnantes.

En effet, reprenons un peu l'affection au début; la plupart du temps elle s'annonce par de l'anorexie, de la fièvre, comme dans toutes les inflammations : puis, du coryza, du larmoiement, du mal de gorge, de la bronchite, tous symptômes qui ont donné à M. G. Sée l'idée de rapprocher la coqueluche de la rougeole. Alors à cette période catarrhale succède la période d'état, pathognomonique de la coqueluche.

Dans d'autres cas plus rares, une grande partie des symptômes que nous venons d'énumérer manquent et la période d'état débute d'emblée.

« Cette forme s'observe particulièrement en temps d'épidémie. »

Nous mentionnerons en passant un fait bien digne de remarque et sur lequel nous appelons l'attention de nos lecteurs, c'est l'influence de la dentition sur le développement de la coqueluche. Desruelles (*Traité de la coqueluche*) a noté la dentition comme une des principales causes prédisposantes. Pour nous, sur 8 observations, nous avons remarqué 3 fois la coqueluche pendant le cours de la dentition. Il nous semble, du reste, facile d'expliquer cette coïncidence ; au moment de la dentition, nous avons une inflammation généralisée de toute la muqueuse buccale : or, la muqueuse du pharynx et du larynx est la continuation de la muqueuse buccale. Si une partie se trouve enflammée, on peut facilement comprendre que, sous l'influence épidémique, cette inflammation se propage de proche en proche et finalement se localise dans le larynx. Nous admettons donc, avec Desruelles, que la dentition est une des principales causes prédisposant à la coqueluche, surtout à cause de cette inflammation de la muqueuse buccale. Il est avéré pour nous que le début de la coqueluche est une phlegmasie, et si elle survient pendant la dentition, c'est une raison de plus pour que nous conservions cette opinion.

Il est une preuve bien plus convaincante, c'est l'analyse du mécanisme de la quinte. Après la période catarrhale vient la période d'état : la coqueluche est alors bien confirmée.

C'est pendant cette période d'état qu'il faut faire cette analyse, car c'est elle qui constitue la coqueluche. L'examen nécroscopique nous a montré le siége principal de la maladie, nous allons examiner maintenant comment cette lésion du larynx peut amener la quinte de toux. Au moment où la quinte va se déclarer, le malade est dans l'anxiété, il cherche à faire des efforts pour empêcher qu'elle n'arrive, il porte la main à la gorge, il tâche pour ainsi dire de se débarrasser d'un corps étranger qui se serait introduit dans ses voies respiratoires. Les efforts ne suffisant pas, c'est alors qu'il se met à tousser. Qu'est donc la toux? Comment est-elle produite? Elle consiste en une expiration brusque qui a pour but de chasser au dehors les matières qui se trouvent dans l'arbre laryngo-bronchique.

Mais ce besoin de tousser, cet effort expiratoire brusque, est manifesté par une sensation dont le siége doit se trouver dans l'arbre laryngo-bronchique. La physiologie nous apprend que la muqueuse du larynx est d'une sensibilité exquise et qu'en dehors de cette membrane, qui se termine au niveau de l'orifice glottique, la muqueuse n'est plus sensible. En effet, aussitôt qu'il y a contact d'un liquide ou d'un corps étranger avec cette membrane, elle est vivement stimulée. La glotte se resserre par un mouvement spasmodique, il y a besoin irrésistible de tousser. C'est cette remarque qui a fait comparer la quinte de coqueluche à la quinte que l'on observe chez les personnes qui avalent de travers. « On peut assimiler la quinte de coqueluche à l'effet d'un corps étranger qui tombe dans le larynx. Beau, *Archives générales de médecine, septembre 1856.* » A la suite de cette toux, la muqueuse est fortement excitée : c'est alors qu'elle secrète un liquide plus ou moins abondant qui est ensuite chassé au dehors. Cette sécrétion abondante facilite l'entraînement du corps étranger et, chose digne de remarque, la sécrétion est d'autant plus abondante que le corps est plus irritant. Que se passe-t-il de plus dans la quinte de coqueluche ? Tous les efforts que font les malades ne peuvent-ils pas être comparés à ceux que font les personnes qui suffoquent lorsqu'elles avalent de travers ? On y retrouve, en effet, la toux sèche, l'appréhension de faire une inspiration. La face se tuméfie, les symptômes asphyxiques s'accentuent, enfin l'anxiété est la même. Mais, dès que la substance irritante a été divisée et pour ainsi dire enveloppée par le liquide que secrète la muqueuse, dès que cette substance irritante ne touche plus cette membrane qui est si impressionnable, les accidents s'amendent. Enfin l'expuition arrive et le malade est soulagé.

Ainsi que nous l'avons constaté à propos de l'anatomie pathologique, le corps étranger, dans la coqueluche, c'est la gouttelette de pus qui suinte des cryptes du larynx et qui vient tomber sur la muqueuse. Ce pus est un liquide très-irritant qui surrexcite vivement la membrane laryngienne ; c'est afin d'en débarrasser le plus vite possible le voisinage, que se fait ce déploiement d'activité. Reste à prouver, que là, est bien la cause déterminante de la toux. Les quelques autopsies qui ont été faites en fournissent déjà une preuve ; l'examen microscopique a fait le reste.

Nous avons eu deux fois l'occasion de vérifier ce fait à l'aide de cet instrument et deux fois nous avons découvert des globules de pus.

Quant au sifflement laryngo-trachéal, il est encore le même dans *l'action d'avaler de travers* et dans la coqueluche et se produit également de la même façon. La toux résulte, comme nous l'avons dit, d'une suite d'expirations brusques ; le patient semble ainsi ménager la quantité d'air emmagasinée ; mais bientôt cet air, nécessaire à l'hématose, s'épuise et le besoin d'en introduire une nouvelle quantité dans le poumon se fait sentir d'une manière si pressante qu'il faut alors que le malade respire : « C'est à ce moment que paraissent les accidents asphyxiques. » Toutefois, le corps irritant qui a été séparé à grand'peine des parois de la muqueuse serait jeté pour ainsi dire dans l'arbre bronchique, et pourrait aller au loin produire des désordres et amener l'asphyxie. A ce moment intervient du spasme de la glotte ; l'ouverture glottique devient aussi petite que possible pour que le corps irritant ne pénètre pas dans l'arbre bronchique, et c'est alors que se produit le sifflement pathognomonique de la coqueluche. La colonne d'air inspirée offre toujours les mêmes dimensions, mais elle trouve une ouverture plus étroite et elle entre en vibration. C'est donc au spasme de la glotte qu'est dû le sifflement.

Maintenant, il est facile de comprendre que la matière muqueuse, rejetée par la toux dans cette circonstance, est un produit extemporané de la sécrétion des glandes sous-muqueuses du larynx et que le résultat de cette sécrétion est de venir en aide à la toux, pour expulser plus facilement le corps étranger.

Toutefois elle est sous la dépendance du système nerveux, et nous pensons que nous sommes placé en présence de phénomènes que l'on pourrait comparer à ceux que l'on remarque dans certaines névralgies. En effet, on connaît l'influence qu'exerce le système nerveux sur la sécrétion des glandes. Nous avons dans le larynx une membrane douée d'une sensibilité exquise et, évidemment, la sécrétion s'opère ici sous l'influence d'une impression transmise aux centres nerveux par des filets sensitifs et réfléchie par des filets moteurs sur les organes de la sécrétion. L'intermittence de la sécrétion est une preuve convaincante que l'influence nerveuse ne s'exerce qu'après une excitation. C'est ainsi que, dans la névralgie des branches maxillaires de la cinquième paire, les douleurs sont souvent accompagnées d'un flux abondant de salive.

Grisolle n'admet pas cette théorie, prétendant qu'il faudrait admettre une sécrétion abondante d'un liquide irritant, sécrétion qui devrait être intermittente. Mais le liquide irritant n'a pas besoin d'être abondant ; le corps le plus petit est suffisant pour exciter la muqueuse laryngienne et produire la mise en activité des glandes Tant qu'à l'intermittence, elle s'explique de la manière suivante : La sécrétion purulente se fait sur une très-petite surface, principalement entre les cordes vocales supérieures et inférieures et dans les ventricules du larynx. Un assez long espace de temps est donc nécessaire pour qu'il y ait accumulation et précipitation de la gouttelette ainsi formée, entre les cordes vocales inférieures. Cette précipitation est favorisée par l'effort inspiratoire et par toutes les causes qui peuvent mettre en jeu les muscles du cou, du larynx et du pharynx.

Il est encore une preuve que le siége de la coqueluche est bien dans le larynx ; c'est le traitement local. En 1850, M. Watson ayant eu connaissance des idées de Beau admet également que la coqueluche est engendrée par l'absorption d'un miasme toxique qui porte son action sur les surfaces respiratoires et engendre d'abord une inflammation spécifique ; puis, très-rapidement, une irritation des nerfs de la glotte : que les complications qui surviennent du côté de la tête, de la poitrine, de l'abdomen sont des consé-

quences plus ou moins éloignées de la maladie
et n'en font pas partie intégrante. Donc, si l'on
trouvait un moyen de détruire le double élément
qui compose la lésion du larynx, l'élément phlegmasique et l'élément nerveux, on préviendrait
les complications et l'on guérirait d'un seul coup
toute la maladie. Or, ce moyen, M. Watson croit
l'avoir découvert en poursuivant les expériences
indiquées par le Dr Horace Green (maladies des
voies respiratoires) sur le traitement des affec-
tions chroniques du larynx par la cautérisation
avec la solution de nitrate d'argent. M. Watson
applique le topique directement à l'aide d'une
éponge sur le larynx et la glotte. Il y a accès de
suffocation et quinte de coqueluche, mais ensuite
diminution des accès. L'auteur donne trois observations à ce sujet, que nous reproduisons tex-
tuellement.

Obs. 1re. La première concerne un enfant de 8 ans dont la
maladie était arrivée à son paroxysme. Un accès intense avait
lieu tous les quarts d'heure. Une application ayant été faite,
l'accès suivant fut moins fort. Au bout d'une semaine, l'application ayant été renouvelée tous les jours, la toux caractéristique avait complètement disparu.

Obs. 2. La sœur de ce petit malade était aussi atteinte d'une
coqueluche grave; la cautérisation fut employée également
mais elle n'eut pas un succès aussi rapide à cause d'une pneumonie lobulaire du poumon gauche. Néanmoins, aussitôt après
la guérison de la pneumonie, l'enfant revint à une parfaite
santé.

Obs. 3. Le troisième cas est relatif à un enfant d'environ 6
ans, chez lequel la coqueluche avait guéri à peu près sans traitement, mais il restait des accès de toux très-fréquents et assez

intense. Deux ou trois applications de la solution sur la glotte suffirent pour couper court à ces accès (*Gazette Médicale* 1850, page 511).

De notre côté, nous avons cherché à vérifier le traitement proposé par M. Watson, nous basant sur la croyance que nous avons *que la coqueluche est une phlegmasie toute locale.* Toutefois, il faut tenir compte des accidents consécutifs, aussi avons-nous pensé que tout en faisant la cautérisation du larynx, il fallait également traiter l'élément nerveux. Nous avons donc, en même temps, donné un traitement interne qui consiste dans l'administration de la belladone et du sulfate de quinine.

Obs. 1·e. Il s'agit d'une enfant de 4 ans, Ernestine L., demeurant à Montmartre. Elle est d'un tempérament lymphatique, elle a eu, il y a quinze mois, une bronchite assez intense et a toujours été un peu souffrante et chétive. Dans les premiers jours de novembre 1873, elle fut conduite par sa mère dans une famille où il y avait un enfant ayant la coqueluche. Cinq à six jours après cette visite notre petite malade eut de la fièvre, du coryza, du larmoiement et fut prise d'une petite toux presque continue. On fit venir un médecin du quartier qui diagnostiqua une bronchite et prescrivit un traitement appropriée (Thapsia, vomitif, potion gommeuse diaco lée). Au bout de cinq à six jours, la fièvre disparut complètement mais la toux persista, et le 15, l'enfant commença à tousser par quintes. Comme elle se trouvait dans notre voisinage, nous demandâmes à la mère la permission d'essayer de faire cesser ces accidents le plus vite possible.

Le jour où l'enfant nous fut présentée, elle avait eu trente quintes de toux dans les vingt quatre heures, dont trois suivies de vomissements. A l'auscultation, rien d'anormal dans la poitrine ; rien à la percussion ; l'enfant est triste et a beaucoup pâli. Nous lui fîmes la cautérisation du larynx avec une sòlution de nitrate d'argent « soixante centigrammes pour trente grammes » puis nous conseillâmes de prendre, matin et soir, un paquet contenant un centigramme de poudre de racine de Belladone et cinq centigrammes de sulfate de quinine : ceci le 18 novembre 1873. Dès le lendemain, 19, on constate une diminution extrêmement notable dans le nombre des quintes : l'enfant n'a toussé que 20 fois dans les vingt-quatre heures.

Le 20 novembre. Cautérisation le soir. Du 20 au 21, l'enfant ne tousse plus que quatre fois.

Le 21. L'enfant n'a plus eu que deux quintes. Elle est gaie, elle rit, elle saute, chose qu'elle ne pouvait pas faire les jours précédents.

Le 22. Pas de quintes ; on continue chaque soir la cautérisation.

Le 23. Pas de quinte.

Le 27. L'enfant n'a plus toussé depuis le 22 ; nous avons tout lieu de croire qu'elle est parfaitement guérie.

« Pour être sûr de ce que nous disait la mère, nous l'avions priée de noter les quintes par le procédé de Trousseau qui consiste à faire un trou dans une carte à l'aide d'une épingle, au moment de chaque quinte.

Obs. 2. Louis G. habite Montmartre. Cet enfant a contracté la coqueluche à la campagne. Il est délicat et prend de l'huile de foie de morue habituellement.

Soumis à la cautérisation le 2 octobre 1863, après un mois de maladie.

Cet enfant avait 28 à 30 quintes dans les vingt-quatre heures au dire de la mère, quintes très-fortes 'durant près d'une minute avec deux ou trois reprises. Le larynx fut cautérisé le 2 au soir vers 5 heures et le 3 au matin. Le 3 au soir, l'enfant n'avait eu que 24 quintes et la mère nous affirma qu'elles avaient été bien moins fortes.

Le 3 au soir. Cautérisation. On administre, à partir de ce jour, matin et soir, un paquet de poudre de racine de Belladone 0,01 et sulfate de quinine 0,05.

Le 4. 20 quintes seulement. L'enfant ne rend plus ses aliments et reprend un peu de gaieté.

Le 5. 18 quintes.

Le 6. 14 quintes.

Le 7. 11 quintes.

(Pendant tout ce temps. Cautérisation matin et soir).

Enfin le 15, l'enfant n'a plus eu qu'une seule quinte dans les vingt-quatre heures.

Le 25, il n'a plus eu de quinte depuis quatre jours et depuis le 20, la cautérisation né'tait plus faite qu'une fois par jour.

Nous avons revu l'enfant depuis ; il est parfaitement retabli et n'a plus eû aucune atteinte de coqueluche.

Les six observations suivantes, étant semblables aux précédentes, nous en donnerons seulement un compte rendu.

Obs. 3. Marguerite B., âgée de 5 ans, habitant la rue des Trois Frères, à Montmartre, est prise le 10 janvier 1873, de fièvre et d'une toux persistante, presque incessante. Cinq à six jours après elle commence à tousser par quintes. Elle à en moyenne 15 à 20 quintes dans les vingt-quatre heures. Les cautérisations du larynx sont commencées le 20 janvier et sont faites une fois par jour. Matin et soir un paquet de poudre de racine de Belladone et de sulfate de quinine. Le 2 février, elle était complètement guérie ; elle ne toussait plus depuis le 30 janvier.

Obs. 4. Hypolite C., 6 ans, habitant place du Terlin, a eu la coqueluche en mars 1873. On s'est contenté de lui donner des tisanes, de le mener à l'usine à gaz. En mai, c'est-à-dire deux mois après, il tousse encore par quintes qui se repètent 7 à 8 fois dans les vingt-quatre heures. Après cinq jours de traitement, la toux a complètement disparu.

Obs. 5. Jules L., âgé de 8 ans, né de parents tuberculeux ; on constate une pneumonie gauche pendant le cours de sa coqueluche. Il est malade depuis six semaines. Après dix jours de traitements la toux quinteuse cesse. Les cautérisations étaient faites seulement une fois par jour.

Obs. 6. Il s'agit de trois enfants de la même famille ; Julie B., âgée de 2 ans, Anatole, âgé de 3 ans, et Jules, âgé de 5 ans ; les deux derniers contractèrent la coqueluche au voisinage de leur sœur. La cautérisation fut faite chez les deux derniers, huit jours après le début de la maladie, et dix jours après ils étaient parfaitement rétablis. Quant à la petite Julie, qui avait été atteinte la première, il fallut continuer le traitement pendant quinze jours.

Malheureusement nous n'avons pu continuer davantage nos expériences faute de petits malades. Mais ces observations, jointes à celles de M. Watson, sont déjà suffisantes pour engager à entrer dans cette voie et à chercher, par ce moyen, à mettre un terme à une maladie d'ordinaire aussi longue.

CONCLUSION.

Nous pensons donc pouvoir conclure que la coqueluche, maladie épidémique et contagieuse, consiste, dans sa période d'état, en une inflammation de la muqueuse de l'extrémité supérieure des voies respiratoires essentiellement localisée dans le larynx. Quant aux accidents nerveux, ils ne sont que la conséquence de l'inflammation.

TRAITEMENT.

Ceci étant admis, le traitement se trouve indiqué par le siége même de la maladie.

Nous conseillerons donc celui de M. Watson, c'est-à-dire la cautérisation du larynx avec la solution de nitrate d'argent (0,02 par gramme).

Nous pensons qu'il faut aussi tenir compte des accidents nerveux, mais les traiter comme une névralgie et, dans ce cas, nous conseillons la formule suivante :

Poudre de racine de Belladone. . . .   0,01 centigr.
Sulfate de quinine   0,05   id.
    Pour un paquet.

Un paquet matin et soir ; cette formule sera modifiée, bien entendu, suivant l'âge du malade.

La cautérisation du larynx doit être faite une fois ou deux dans les 24 heures suivant l'intensité de la maladie.

« Nous entendons par intensité le nombre de quintes pendant ce laps de temps. » Il faut, en général, faire deux cautérisations quand le malade a plus de 12 à 15 quintes dans les 24 heures. Huit jours de traitement suffisent, en moyenne, pour mettre fin à la maladie.

Nous ne terminerons pas notre travail sans appeler l'attention du lecteur sur la modification que subit la quinte sous l'influence de la cautérisation.

On sait que lorsque l'on veut provoquer une quinte de toux, chez un coquelucheux, il suffit de toucher l'arrière-gorge avec un corps étranger, tel qu'une cuiller ou même le doigt. La quinte se montre alors dans toute son intensité habituelle. Si l'on fait la cautérisation du larynx, on provoque bien également la quinte, mais elle est immédiatement modifiée. Il y a seulement une

ou deux expirations suivies de l'inspiration sif-
flante, du rejet de mucosités, et tout rentre dans
l'ordre. Ainsi, la quinte qui durait près d'une
minute est à peine de quelques secondes après la
cautérisation. La quinte suivante est également
modifiée ; elle perd de sa durée et de son intensité. L'efficacité thérapeutique du nitrate d'argent est donc rendue évidente par ce seul fait.

A. PARENT. imprimeur de la Faculté de Médecine. rue Mr-le-Prince

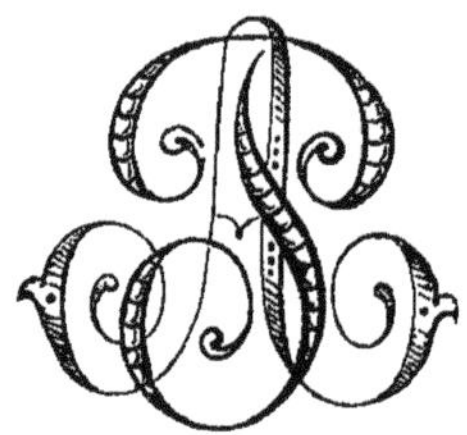

Paris, A. PARENT, imprimeur de la Faculté de Médecine, rue M.-le-Prince, 31.

www.ingramcontent.com/pod-product-compliance
Ingram Content Group UK Ltd.
Pitfield, Milton Keynes, MK11 3LW, UK
UKHW020127080726
13614UKWH00005B/2078